QUELQUES CONSIDÉRATIONS

SUR L'OPHTHALMIE

DES ENFANTS NOUVEAU-NÉS

DIJON

IMPRIMERIE LOIREAU, J.-E. RABUTOT, SUCCESSEUR

place Saint-Jean, 1 et 3.

QUELQUES CONSIDÉRATIONS

SUR

L'OPHTHALMIE

DES ENFANTS NOUVEAU-NÉS

PAR H. FORTOUL

DOCTEUR EN MÉDECINE

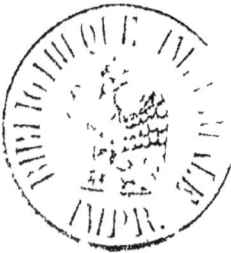

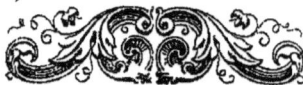

Dijon

LAMARCHE, LIBRAIRE, PLACE SAINT-ÉTIENNE

1858

QUELQUES CONSIDÉRATIONS

SUR L'OPHTHALMIE

DES ENFANTS NOUVEAU-NÉS

I

La description de l'ophthalmie des nouveau-nés dans tous
les ouvrages classiques se rapporte naturellement aux lésions de l'œil, mais elle se réduit à peu près à l'énuméra-
tion méthodique de ces lésions. La gravité des altérations
de l'organe de la vue chez un certain nombre de sujets
atteints de cette affection explique l'importance qui leur
est attribuée; l'analogie qui existe entre cette inflammation
et l'ophthalmie blennorrhagique, sa ressemblance éloignée
avec l'ophthalmie d'Egypte, ont engagé les médecins à en-
visager ces trois maladies sous le même point de vue; et
comme ces dernières sont surtout remarquables par les
caractères qui se rattachent à la phlegmasie des tissus de
l'œil et aux conséquences de cette phlegmasie, il n'est pas
étonnant que toute l'attention des pathologistes soit con-

centrée, chez les enfants, sur les souffrances de cet organe. Cependant on a signalé çà et là la coïncidence d'une mortalité assez considérable chez les nouveau-nés avec l'existence de l'ophthalmie ; mais nous ne voyons établie nulle part, comme circonstance commune, la fréquence de cette mortalité, et surtout aucune relation indiquée entre ce résultat funeste et le caractère général de la maladie.

Nous avons observé, dans une salle de l'hôpital de Dijon consacrée aux enfants trouvés, et dont le service nous est confié depuis onze ans, plus de deux cents malades atteints de l'ophthalmie des nouveau-nés. Notre attention, d'abord fixée uniquement sur les symptômes de l'ophthalmie proprement dite et sur le traitement local de cette affection, a été bientôt détournée sur d'autres phénomènes plus généraux, qui, en raison de leur gravité, acquirent à nos yeux une valeur considérable. Tandis que les lésions *consécutives* des membranes oculaires étaient assez rares, contre l'opinion reçue, nous constatons des altérations d'une autre nature, disséminées dans divers organes, mais particulièrement fixées sur l'appareil digestif et sur la peau. Nous avons été frappé promptement de la ressemblance qui existe entre les symptômes observés et ceux qui accompagnent le muguet.

Pendant quelque temps nous avons attribué la marche particulière de cette maladie et sa gravité aux conditions particulières au milieu desquelles sont placés les enfants *atteints de cette maladie* dans notre salle. La plupart d'entre eux sont soumis à l'allaitement au biberon.

Pouvant disposer de deux nourrices seulement chargées d'allaiter, pendant un temps assez court, tous les sujets d'une population très mobile d'enfants, nous nous attachons à éloigner du sein de ces nourrices tous ceux qui sont d'une origine suspecte ou atteints visiblement d'une affection contagieuse. Il en résulte que les enfants chez lesquels se développe l'ophthalmie sont souvent livrés à un mode d'alimentation dont les inconvénients sont nombreux, quoiqu'il soit ménagé, sous nos yeux, avec une extrême prudence. Nous étions d'autant plus disposé à admettre l'influence exclusive de ce régime pour provoquer les accidents dont nous étions témoin, que notre conviction est depuis longtemps arrêtée sur les inconvénients de l'allaitement artificiel. Mais une expérience plus complète nous a permis de comparer la situation des sujets atteints d'ophthalmie à celle des enfants que d'autres raisons nous obligeaient à priver du sein d'une nourrice; tandis que ces derniers restent et vivent dans notre salle sans éprouver généralement des souffrances sérieuses, nous assistons chaque jour à la conversion persistante de l'ophthalmie en un état grave dont nous avons déjà laissé entrevoir le caractère, et que nous décrirons plus loin.

L'examen ordinaire des faits qui se sont développés sous nos yeux était déjà de nature à fixer notre opinion; mais nous devions, avant d'en formuler le sens, nous livrer à quelques recherches plus précises.

Après avoir relevé un assez grand nombre d'observations où les circonstances relatives à chaque malade sont indiquées jour par jour, nous avons exposé ici le résultat général de nos investigations, et nous avons pris pour base de cette étude les faits où la maladie s'est manifestée, au début, dégagée de toute complication.

Sur l'ensemble des observations, dont tous les éléments ont été déterminés avec soin, le chiffre de la mortalité est représenté par les deux tiers des enfants atteints de l'ophthalmie.

Tous les malades guéris n'ont présenté aucune lésion consécutive des membranes oculaires; ces lésions ont été constatées une fois sur vingt, et seulement chez les enfants qui ont succombé. Elles ont consisté ordinairement dans l'opacité de la cornée transparente ou en l'ulcération de la même membrane avec staphylôme.

La mortalité considérable des enfants atteints et la rareté relative des lésions oculaires sont les circonstances principales qui ressortent de ce premier aperçu.

Les lésions anatomiques ont consisté ordinairement, chez les enfants qui ont succombé, en une inflammation des intestins grêles, inflammation dont les caractères sont uniformes et se manifestent par une vive injection des vaisseaux qui pénètrent la membrane muqueuse, avec ramollissement correspondant de cette membrane; la pneumonie, comme complication ou comme lésion indépendante, a été constatée très souvent (1).

Pour la plupart des enfants atteints, le muguet s'est manifesté tôt ou tard comme dépendance ou annexe de la maladie; dans les cas où le dépôt crémeux qui caractérise cette affection ne s'est pas manifesté, les autres symptômes qui l'accompagnent ordinairement ont été observés.

Le développement de l'ophthalmie s'est manifesté, presque dans tous les cas, cinq ou six jours après la naissance, souvent le quatrième jour, très rarement après le huitième.

Les mucosités purulentes sécrétées par les membranes oculaires manifestèrent chez un des sujets malades des propriétés contagieuses à un haut degré. Quelques gouttes d'une injection d'eau tiède dirigées sur les surfaces malades afin de les nettoyer, rejaillirent sur l'œil d'une nourrice et y développèrent une inflammation qui, malgré le traitement le plus énergique, se termina par une ulcération de la cornée transparente et la perte de l'œil.

Nos investigations se rattachent surtout aux conditions au milieu desquelles se développe l'ophthalmie des nouveau-

---

(1) Le quart des enfants qui ont succombé présentèrent cette lésion plus ou moins étendue.

nés. Le résultat de ces recherches nous permet d'affirmer que cette maladie peut dégénérer rapidement en un état général très grave, qui trouve son explication dans l'étude de ces conditions.

Si nos appréciations sont justes, il faudra ajouter aux phénomènes pathologiques connus de cette maladie les symptômes qui sont l'expression de cet état général, et compléter de cette manière la monographie de cette affection.

Les divers caractères de l'ophthalmie des nouveau-nés envisagée seulement comme altération locale sont suffisamment connus; aussi avons-nous pensé qu'il n'était pas nécessaire de les reproduire ici.

II

Hunter, Stoll, Underwood, Doublet, ont prétendu que l'ophthalmie des nouveau-nés a toujours une origine syphilitique; mais l'ensemble des pathologistes pense aujourd'hui que cette maladie est exceptionnellement produite par le contact du mucus syphilitique ou blennorrhagique. C'est en particulier l'opinion de Roosbroeck, qui nous semble avoir bien apprécié les circonstances au milieu desquelles se développe le germe de cette maladie; il admet, de plus, qu'elle peut se propager par voie indirecte, par *infection*.

Beer à Vienne, Storck à Berlin, Schindler, ont signalé un même fait qu'il nous a été permis d'observer aussi : c'est la disparition, dans les hôpitaux consacrés aux enfants nouveau-nés, de la maladie pendant des mois entiers, tandis que dans d'autres temps, et sans qu'il soit possible que le mal ait été communiqué directement par d'autres enfants, on en observe un grand nombre de cas en quelques semaines.

Pour exemple à l appui de cette opinion, nous citerons ce qui s'est passé dernièrement dans notre salle d'enfants : le muguet y a sévi avec une intensité extraordinaire pendant quinze mois, et durant cette longue période l'ophthalmie, malgré l'analogie de ses symptômes généraux avec ceux du muguet, ne s'est manifestée que sur deux sujets soumis à notre observation.

La réapparition de l'ophthalmie au commencement du mois de novembre 1857 a coincidé avec la disparition du muguet. Cette substitution d'influences morbides est propre, ainsi que chacun sait, aux endémies et aux épidémies, formes sous lesquelles, d'après Roosbroeck, l'ophthalmie se présente souvent (1).

Vidal (de Cassis) croyait aussi à la forme épidémique de l'ophthalmie des nouveau-nés et à l'action de la misère, de la malpropreté sur son développement ; il rapporte, à l'appui de son affirmation, que sur trois cents enfants de l'hospice des orphelins du choléra, en 1832, cent quatre-vingt-dix-neuf en ont été atteints.

La détermination exacte de la cause de l'ophthalmie des nouveau-nés est, dans la plupart des cas, très difficile. Cette affection sévit presque exclusivement dans les hôpitaux consacrés aux enfants assistés, c'est-à-dire aux enfants dont les mères sont inconnues. Si, d'une part, on est disposé à admettre, en raison de cette origine suspecte, que le virus syphilitique ou blennorrhagique transmet souvent la maladie, d'autre part, on sait que le mucus leuchorréique suffit, mais pas en toute circonstance, pour provoquer le développement de cette inflammation. De plus, la forme épidémique qu'elle affecte dans certains cas, les conditions

(1) La réalité de cette circonstance se rapporte seulement au muguet *épidémique*. Nous verrons plus loin que l'ophthalmie et lo muguet *sporadiques*, loin de se développer à l'exclusion l'un de l'autre, se confondent le plus souvent.

propres aux salles des hôpitaux, favorables au développement des épidémies, éloignent la pensée d'une constante contamination.

Le service spécial dont nous sommes chargé nous a permis, en raison des renseignements que nous avons pu obtenir à l'hospice de la Maternité, d'où provient un nombre assez considérable des enfants admis dans notre salle, de constater une relation directe entre l'existence du virus syphilitique ou blennorrhagique chez la mère et le développement de l'ophthalmie chez l'enfant, à l'égard de deux ou trois malades. Dans quelques autres circonstances où nous assistions au développement de l'ophthalmie, il nous a été impossible, à l'aide de ces mêmes renseignements, de faire intervenir cette action directe.

Notre opinion sur cette question controversée est basée sur les réflexions qui nous sont inspirées par l'observation d'un grand nombre de faits, dont le caractère uniforme permet de faire intervenir des influences diverses pour la production de la maladie, mais oblige à restreindre beaucoup l'action directe d'un principe virulent syphilitique; elle se résume dans les propositions suivantes :

1° *L'ophthalmie des nouveau-nés peut être transmise par le virus syphilitique ou blennorrhagique. Ce mode de transmission est rare; mais, dans ce cas, les lésions locales sont trèsgraves, et cette forme est celle qui semble avoir plus particulièrement fixé l'attention des médecins.*

2° *L'ophthalmie des nouveau-nés peut se développer spontanément, sous forme épidémique ou sporadique. L'inflammation locale est, dans ce cas, très rarement grave; mais les troubles généraux qui l'accompagnent acquièrent souvent une intensité considérable.*

A l'appui de cette manière de voir, nous ferons déjà valoir les antécédents les plus ordinaires des enfants admis dans nos salles. La plupart proviennent des filles pauvres de la campagne; le plus petit nombre doit le jour aux femmes débauchées et ordinairement infécondes de la ville. A cet égard nos renseignements sont nombreux et faciles à recueillir.

Le vice syphilitique, comme point de départ du mal, doit donc être plus rare que l'on n'est disposé à le supposer. Cherchons en dehors de la syphilis et des diverses variétés de l'affection vénérienne d'autres influences plus générales, plus communes. Nous les trouverons en poursuivant l'examen des symptômes généraux de la maladie et en arrivant à la détermination des raisons qui expliquent le caractère grave qu'elle revêt si souvent. Ce caractère appartient autant et encore plus peut-être à l'ophthalmie vénérienne qu'à l'ophthalmie spontanée; mais il exprime toujours l'effet d'une profonde débilitation acquise chez l'enfant le plus souvent dans le sein de la mère, mais aussi, après sa naissance, au milieu des influences délétères des salles des hôpitaux.

Etudions la marche de la maladie dans les diverses circonstances où elle peut se présenter.

III

Si l'ophthalmie est produite par le virus syphilitique, indépendamment de l'action directe des produits viciés sur l'œil l'enfant aura puisé dans le sein de sa mère le germe de la syphilis. Or, on sait que la syphilis congénitale est très grave, et que la plupart des enfants infectés succombent dans un état d'épuisement dont la marche est rapide.

Dans ce cas l'ophthalmie est souvent dominée, d'une manière absolue, par les autres symptômes, et d'une intensité

modérée, en raison de la direction différente des actes morbides, qui acquièrent une intensité considérable et opèrent
sur les autres organes une dérivation énergique. '

Si la maladie est le résultat d'une transmission blennorrhagique ou leuchorréique provoquée au milieu des circonstances qui se rattachent à la débauche, à la misère, à la
malpropreté extrême, comme cela a lieu le plus communément, il faudra tenir compte des conditions de l'existence
de l'enfant dans l'utérus, qui sont de nature à altérer pro-
fondément ses forces vitales. Les enfants nés au milieu de
ces conditions, souvent avant le terme ordinaire de l'accouchement, s'ils sont atteints d'ophthalmie purulente, deviennent, après quelques jours, l'objet de soins qui se rapportent à d'autres souffrances multipliées se rattachant toutes
à des lésions dont l'origine doit être attribuée à une nutrition imparfaite et malsaine. Ne faut-il pas admettre, en
effet, que le fœtus participe, dans son développement, aux
souffrances de la mère, aux altérations de l'organe utérin?
L'ophthalmie, peu grave en général, excepté un certain
nombre de cas qui se rattachent à l'intervention peu commune du principe virulent de la blennorrhagie, est bientôt
accompagnée de symptômes éloignés annonçant une atteinte
profonde de l'organisme. '

Ces symptômes consistent ordinairement dans la diarrhée,
les vomissements, l'érythème des fesses et des cuisses, l'ulcération des malléoles, l'amaigrissement rapide, etc., etc.
Leur manifestation est presque toujours accompagnée d'une
amélioration correspondante dans l'état des yeux; nous
observons encore là l'action révulsive d'une sécrétion active
de l'intestin, dans laquelle se perd et s'épuise en quelque
sorte l'inflammation oculaire.

Si nous fixons un instant notre attention sur le caractère
de l'appareil symptomatique qui accompagne si habituellement l'ophthalmie des nouveau-nés transmise par un con-

tact impur ou spontanée, nous sommes frappés immédiatement de l'analogie qu'il présente avec celui qui accompagne le muguet. Nous trouvons dans l'une et l'autre maladie la diarrhée, les vomissements, l'érythème des fesses et des cuisses, les ulcérations des malléoles, etc.; puis survient de part et d'autre, presque inévitablement, ce dépérissement qui entraîne si souvent la mort.

L'étude approfondie du muguet, du muguet épidémique surtout, dont la gravité est bien démontrée par l'expérience, prouve que la lésion locale constituée par le dépôt, sur la muqueuse buccale, d'une couche parasitique crémeuse désignée par les micrographes sous le nom d'*oïdium albicans*, est secondaire.

Il faut, pour favoriser la germination du cryptogame, admettre la préexistence d'une lésion fonctionnelle des membranes muqueuses, qui deviennent le siège d'une sécrétion acide, lésion dépendant elle-même d'une modification profonde dans l'état des solides et des liquides. Cette modification, traduite à l'extérieur le plus ordinairement par des troubles des fonctions digestives avec prédominance diarrhéique, n'accompagne pas seulement le muguet et l'ophthalmie, elle précède aussi l'évolution des actes pathologiques des maladies dans la première enfance, lorsque celles-ci annoncent un affaiblissement profond et une insuffisance des forces vitales. On l'a désignée vaguement sous le nom de *colliquation*, expression qui rend bien compte, cependant, de la situation de l'organisme. Cette disposition générale si sérieuse et si commune chez les nouveau-nés est accompagnée de lésions locales multiples, et quoique le principal effort de l'organisme soit concentré sur les intestins, on observe très souvent une inflammation simultanée du poumon, du cerveau ou de ses membranes.

L'inflammation oculaire nous paraît, dans la plupart des cas, être provoquée ou au moins favorisée dans son développement par ces conditions particulières de l'organisme vicié ou débilité, qui facilitent la dispersion des lésions graves dans tous les organes.

L'ophthalmie se manifeste avec ses symptômes distinctifs sous cette forme *purulente* qui sert à la caractériser, parce qu'elle est produite et entretenue par cette influence générale, dont l'action délétère sur l'œil se fait sentir aussi sur tous les tissus.

La fréquence de la leuchorrée chez les femmes qui vivent au milieu des privations et de la malpropreté ou qui se livrent à des excès en tous genres nous engage à penser que le produit des sécrétions vaginales et utérines, pendant l'acte de l'accouchement, est peut-être l'agent très ordinaire qui développe l'irritation primitive des membranes oculaires. Mais l'inflammation consécutive emprunte son caractère spécial et se complique d'accidents généraux graves, en raison des conditions de l'organisme au milieu desquelles elle se développe.

Nous avons été assez fréquemment témoin de l'action du mucus leuchorréique provenant de mères vivant dans l'aisance et livrées à des habitudes régulières de propreté, sur l'œil des enfants, après l'accouchement. Il y développe aussi une inflammation ; mais celle-ci, toujours très légère, quelquefois un peu persistante, s'efface toujours sans déterminer de lésions sérieuses et sans entraîner aucun des accidents que nous avons signalés.

En définitive, nous considérons l'ophthalmie des nouveaunés comme une lésion locale ayant quelquefois mais rarement une existence indépendante. Dans notre opinion, elle est habituellement, comme le muguet, avec lequel elle se confond ordinairement, subordonnée à une altération générale de l'organisme d'abord latente, mais dont la manifestation est toujours assez rapprochée du début de l'ophthalmie.

Nous insistons d'autant plus sur cette donnée fondamen-
tale, qu'elle est confirmée par presque tous les faits que
nous avons sous les yeux, et que la possibilité d'en établir
la vérité nous a semblé suffisamment démontrée pour nous
fournir le but de cette étude.

IV

Après cette conclusion sur les conditions au milieu desquelles se développe l'ophthalmie des nouveau-nés, on
comprendra que nous donnions au traitement général une
importance capitale. Comme il s'agit, dans ce cas, de soute-
nir les forces et de renouveler les matériaux d'une nutrition
imparfaite et viciée, afin de s'opposer aux effets redoutables
d'une colliquation imminente, il importe de fournir un lait
pur et suffisamment réparateur. Mais il doit être en rapport,
par les éléments qui entrent dans sa composition, avec la
délicatesse des organes de l'enfant. Aussi faut-il, si la mère
est incapable de l'allaiter elle-même, ce qui arrive le plus
souvent, trouver une nourrice récemment accouchée et
présentant sous le rapport de la qualité du lait toutes les
garanties désirables.

Les difficultés qui s'opposent, dans les hôpitaux et ailleurs,
à la réalisation de ces précautions, rendent compte de la
mortalité considérable des enfants atteints d'ophthalmie
purulente. L'allaitement naturel, on ne doit pas se lasser de
le répéter, est la sauvegarde de l'existence des enfants fai-
bles et malades. S'il est vrai qu'un certain nombre de nouveau-nés, vigoureux d'ailleurs en naissant, peuvent se développer et atteindre, quoique élevés autrement, l'époque
ordinaire du sevrage sans accidents, il faut se tenir en garde

contre une disposition d'esprit assez commune et propre à quelques médecins, qui, en face des difficultés que l'on rencontre dans la recherche d'une bonne nourrice, admettent beaucoup trop facilement l'innocuité de l'allaitement artificiel.

Nous avons indiqué, dans un rapport adressé à M. le Préfet de la Côte-d'Or, en 1850, sur le service des enfants assistés, au moyen de recherches statistiques établies sur la mortalité de ces enfants depuis vingt ans, que sur 100 enfants morts, 60 appartiennent à la catégorie de ceux qui ont été nourris à l'aide du lait de vache ou de chèvre.

Il importe beaucoup, dans la pratique de l'art, de ne pas se laisser influencer par quelques résultats en apparence favorables; il faut surtout se défendre contre cette influence si elle est produite par une manière de voir accueillie facilement par le public, dont elle flatte les goûts et encourage les préjugés.

La mortalité considérable des enfants trouvés s'explique déjà par leur origine, la plupart s'étant développés, comme nous l'avons déjà indiqué, à l'état fœtal dans le sein de mères aux prises avec la misère ou abandonnées aux effets de la débauche ou du chagrin; mais on doit faire intervenir aussi, pour rendre un compte exact de cette mortalité, le régime auquel on les soumet, et qui consiste, dans la plupart des départements, en l'allaitement au biberon, le nombre des nourrices au sein y étant très restreint.

Cette combinaison d'influences délétères développe chez eux, avec la plus grande facilité, cette disposition *au muguet, au sclérème,* aux inflammations des organes thoraciques et cérébraux, qui sont, avec *la diarrhée* et *l'ophthalmie,* les maladies régnantes dans les hôpitaux consacrés aux nouveau-nés; elles ont toutes pour *caractère commun* de dégénérer facilement en cet état de *colliquation* qui est l'ex-

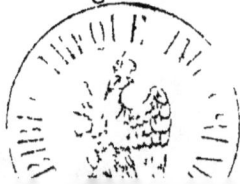

pression de la *cachexie* chez les enfants. Cette transformation est démontrée à l'occasion de l'ophthalmie dans la plupart des observations qui sont sous nos yeux. *Il existe, de plus, un rapport si intime, une confusion si apparente des symptômes généraux de l'affection oculaire avec ceux qui appartiennent au muguet, que ces deux maladies semblent, dans la plupart des cas, être la traduction d'un même état général avec une différence seulement dans le siège primitif de la lésion locale.*

On doit comprendre, d'après cela, l'erreur probable des pathologistes qui ont fixé leur attention trop exclusivement sur cette lésion locale.

Si nous devions nous en tenir aux observations qui nous sont propres, nous serions en droit d'affirmer que les altérations organiques de l'œil sont très rares.

Mais, au point de vue des précautions et du traitement, il importe de se tenir sur ses gardes, parce qu'au début il est impossible de déterminer la nature véritable de l'ophthalmie, qui peut, dans quelques circonstances, avoir une marche rapidement funeste pour les organes de la vision.

V

D'après ce qui précède, on devra donc faire concourir l'action des collyres cathérétiques ou caustiques à l'influence prépondérante du traitement général. Ce traitement consiste principalement, comme nous l'avons déjà répété, dans l'allaitement naturel pratiqué au milieu des meilleures conditions possibles.

Ce mode d'allaitement, combiné avec les soins d'une

hygiène bien entendue, c'est-à-dire avec les recherches minutieuses de la propreté, les exigences d'une aération et d'une température convenables, constitue la base essentielle et le ressort en quelque sorte unique du traitement des maladies chez les enfants nouveau-nés.

Les remèdes proprement dits sont d'une application difficile chez eux. Les médications, nécessaires en quelques circonstances, sont toujours très limitées dans leur action, et doivent être ménagées avec une extrême prudence. A peu près exclusivement applicables aux maladies graves dont la marche est rapide, ces médications doivent être employées seulement pendant la période aiguë de ces maladies, et l'on doit confier, immédiatement après cette période, aux ressources de l'organisme soutenu par une alimentation bien réglée, le soin de la guérison.

Ce précepte est de rigueur lorsqu'une inflammation aiguë ou une congestion active exige l'emploi des émissions sanguines; dans ce cas, on ne saurait trop en surveiller l'effet et en limiter l'action. Les déperditions de sang dans la première enfance, si elles dépassent les besoins d'une crise inflammatoire, toujours bornée dans sa durée en raison de l'épuisement rapide des réactions à cet âge, amènent un dépérissement consécutif toujours sérieux.

Pour faire une application de cette méthode à l'ophthalmie des nouveau-nés, nous exposons ici le résultat de notre expérience personnelle, qui est contraire à l'emploi des sangsues.

Dans les cas très rares où nous avons cru devoir les appliquer, nous en rapportant à la pratique de quelques médecins qui ont accordé une certaine valeur à l'usage de ce moyen, nous avons constaté son insuffisance sur l'inflammation et ses effets fâcheux sur l'état des forces de l'enfant; il active ordinairement le développement de cette période de colliquation si redoutable.

Les purgatifs, dont l'action, en sollicitant les sécrétions intestinales, sembleraient d'abord provoquer une révulsion favorable, doivent être proscrits; ils sollicitent le développement de la diarrhée colliquative, cause active de dépérissement, et n'ont aucune portée sur le siège du mal.

Lorsque l'ophthalmie purulente est franchement syphilitique, nous employons les frictions mercurielles, évitant les médications internes, dont l'action irritante sur les intestins éveillerait inévitablement la susceptibilité très grande de ces organes; mais en dehors de cette médication qui s'adresse à l'infection générale, à une diathèse proprement dite, nous bornons en toutes circonstances notre action thérapeutique, après l'ensemble des moyens que nous avons signalés et qui ressortent particulièrement de l'hygiène, à quelques applications locales qui méritent de fixer un instant notre attention.

La personne chargée d'appliquer nos prescriptions écarte les paupières de l'enfant, et, avec une éponge imbibée d'eau tiède exprimée doucement, laisse tomber sur le globe de l'œil quelques gouttes de ce liquide. Nous nous proposons, à l'aide de cette pratique très souvent réitérée dans le cours de la journée, de nettoyer les yeux et d'empêcher le séjour du pus. Cette manière d'agir, combinée avec quelques pressions douces exécutées sur le pli des paupières, nous semble préférable aux injections et même aux irrigations proposées par M. Chassaignac; l'action assez rude de ces dernières n'est pas sans inconvénients.

Nous nous réservons, le plus souvent, le soin des applications cathérétiques, qui consistent dans une instillation de quelques gouttes d'une solution d'azotate d'argent dont la proportion est de 50 centigrammes de sel pour 20 grammes d'eau distillée; il nous arrive quelquefois de rendre caustique la solution, et dans ce cas nous employons 4 grammes d'azotate d'argent pour 10 grammes de liquide. Ce dernier

mode de cautérisation est réservé pour les cas où la viru-
lence de l'inflammation développe des végétations sur la
conjonctive oculaire. Le liquide est promené, dans cette
circonstance, avec un pinceau sur toute la surface malade.

Le plus habituellement les instillations avec le liquide
cathérétique suffisent. La rareté des lésions graves des membranes de l'œil, dans notre service, nous dispose à employer
des topiques d'une faible énergie.

L'application du nitrate d'argent à l'état solide sur les
surfaces végétantes, dans les circonstances les plus graves,
ne nous a pas semblé avoir toujours l'efficacité que l'on est
en droit d'attendre d'un moyen aussi énergique, et il a
quelquefois aggravé la situation des malades. Cependant,
si la maladie se prolonge et résiste aux autres moyens, cette
application devient nécessaire.

Avant de terminer ce travail, nous croyons devoir insister
encore sur le caractère de cet état de colliquation dont nous
avons parlé à l'occasion de l'ophthalmie, et qui accompagne
si souvent les maladies graves des enfants nouveau-nés.

Il est constitué essentiellement par un flux diarrhéique
dont la durée plus ou moins prolongée détermine l'émaciation des parties solides et un affaiblissement progressif au
milieu duquel la vie s'éteint. L'enveloppe cutanée participe
aux altérations de l'organisme et devient le siège, en certains
points, d'un travail morbide qui se manifeste par des taches
d'une teinte livide et par des ulcérations. Assez souvent il
existe des inflammations latentes de l'intestin, des poumons
et des plèvres; enfin le développement des convulsions, dans
les derniers instants de l'existence, annonce quelquefois
la participation du système nerveux encéphalique aux
souffrances générales.

Presque tous les enfants cacochymes, ceux dont la naissance est prématurée ou qui se montrent languissants au
terme ordinaire de l'accouchement, succombent dans nos

salles avec les symptômes qui se rapportent à cet état où la substance solide *semble* se convertir en liquide.

Nous ne chercherons pas à déterminer la nature de cette altération ; nous devons nous borner à établir une relation entre le développement des symptômes ou phénomènes de la maladie et les conditions au milieu desquelles ils se manifestent, à signaler le sens général de cet ensemble pathologique, ce qui nous permet d'en déduire quelques principes propres à établir le pronostic et à diriger le traitement.

OPHTHALMIE DES NOUVEAU-NÉS.

OBSERVATIONS.

N° 1. — **Pierre X...**, enfant bien conformé, né le 26 mars 1851, exposé le 27.

31 mars. — Yeux humides. Le liquide exhalé est transparent et sans consistance.

1er avril. — Paupières boursoufflées; conjonctive palpébrale très rouge; le liquide exhalé abondant. La consistance du liquide est augmentée, sa coloration grisâtre.

2 avril. — Gonflement des paupières considérable. Le liquide exhalé a l'aspect et la consistance du pus.

Traitement. — Lavage très fréquent des yeux avec de l'eau fraîche. Instillation, trois fois par jour, de plusieurs gouttes du collyre au nitrate d'argent à dose cathérétique. (Nitrate d'argent, 50 centig.; eau distillée, 10 gram.)

Du 3 au 5 avril. — Même état; même traitement.

6 avril. — Amélioration sensible dans l'état des yeux, dont la suppuration a diminué.

7 avril. — L'examen du globe de l'œil nous permet de constater l'intégrité presque complète des membranes oculaires. La conjonctive palpébrale est encore rouge; cependant la conjonctive est oculaire intacte. La sécrétion purulente a cessé entièrement.

Traitement. — Suspension dans l'emploi du collyre au nitrate d'argent. Lavage à l'eau froide très fréquent.

8 avril. — Quelques points de muguet sur la langue. (Miel rosat, 30 gram.; borax, 5 gram.) État des yeux complètement satisfaisant.

9 *avril*. — Persistance et extension des points de muguet, qui recouvrent une partie de la langue. Affaiblissement. *Toux*.

10 *avril*. — Altération sensible des traits; la toux augmente. Respiration rude à droite; un léger souffle bronchique dans cette région.

TRAITEMENT. — Vésicatoire sur le côté droit de la poitrine; *collutoire au borax*.

11 *avril*. — Faiblesse progressive. Toux éteinte et difficile.

12 *avril*. — Mort le matin, à huit heures, après un affaiblissement rapide et d'autant plus remarquable que cet enfant, avant le début de l'ophthalmie, était dans de bonnes conditions sous le rapport de l'état des forces.

AUTOPSIE. — La moitié inférieure du lobe du poumon droit est hépatisée. Le poumon gauche est le siège d'un engouement qui occupe une grande partie de son étendue, mais surtout la partie postérieure. Les sinus du crâne sont remplis de sang; les veines qui rampent à la surface du cerveau très développées. Substance cérébrale très injectée, mais d'une consistance normale. Intestins sans aucune lésion.

RÉFLEXIONS.

La pneumonie a été, dans ce cas, la cause organique de la mort; les lésions intestinales sont plus communément observées. Le muguet s'est manifesté comme l'expression d'un état général de débilitation et d'altération profonde de l'organisme que nous avons signalé, et qui est propre aux enfants chez lesquels se développe l'ophthalmie.

Cet état général favorise le développement des inflammations et explique l'affaiblissement rapide des forces. L'enfant qui est le sujet de cette observation était bien conformé, et la plupart de ceux qui sont atteints d'ophthalmie se présentent d'abord avec les apparences de la force; quelques jours de maladie suffisent pour déterminer une émaciation rapide.

Nº 2. — Charles DESFRÈRES, enfant naturel, né le 21 mai 1852, exposé le 23. Bonne conformation apparente. L'enfant est soumis à l'allaitement au biberon; sa santé reste bonne jusqu'au 27 mai.

27 *mai*. — La nourrice s'aperçoit le matin que les yeux de l'enfant

sont humides. Je constate moi-même l'existence d'un liquide jaunâtre qui coule entre les bords des paupières.

TRAITEMENT. — Collyre cathérétique au nitrate d'argent. (3 décig. de nitrate d'argent pour 20 gram. d'eau distillée.) Lavage fréquent des yeux avec de l'eau fraîche.

28 *mai*. — La suppuration semble tarie ; mais la conjonctive palpébrale est très rouge, et la muqueuse qui recouvre la sclérotique très injectée. La cornée transparente est intacte. Même traitement.

29 *et* 30 *mai*. — Amélioration persistante de l'état des yeux.

31 *mai*. — Quelques traces de muguet sur la langue.

1er, 2 *et* 3 *juin*. — Persistance et extension en surface du muguet, malgré l'emploi d'un collutoire au borate de soude. Les yeux sont nets. Diarrhée verdâtre et érythème des fesses.

5 *juin*. — Persistance de la diarrhée, du muguet, et envahissement de l'érythème, qui atteint les cuisses.

Du 6 *au* 10 *juin*. — Aggravation de tous les symptômes. Mort le 10, à six heures, le soir.

AUTOPSIE. — Les intestins grêles présentent extérieurement et par transparence une injection des vaisseaux capillaires très prononcée ; à l'intérieur des intestins cette injection se traduit par une rougeur uniforme. La membrane muqueuse est ramollie sur une grande étendue. La substance cérébrale est injectée, mais pas ramollie. Le cœur, le foie et les autres organes sont sains.

RÉFLEXIONS.

Les symptômes qui se rapportent au sujet de cette observation sont ceux que l'on observe le plus ordinairement ; le muguet, la diarrhée, l'érythème des fesses et des membres inférieurs se sont manifestés dans un ordre de succession qui est presque invariable.

Il faut remarquer dans ce fait, qui, en raison de sa simplicité, peut être considéré comme le type de l'affection, la rapidité du dépérissement et la disparition de toutes lésions oculaires, cette disparition coïncidant avec le développement des souffrances intestinales et du muguet.

No 3. — **Marie SIRDET**, née le 25 août 1852 à l'hospice de la Maternité, exposée le 26 à l'hospice des Enfants assistés. Renseignements favorables sur la santé de la mère, qui n'était pas atteinte de syphilis.

29 *août*. — L'œil droit laissé exhaler entre les paupières une sérosité limpide. Muqueuses palpébrales rouges.

30 *août*. — Paupières de l'œil droit considérablement tuméfiées; en cherchant à les écarter, on fait sortir, par la pression que l'on exerce sur elles, un pus épais et jaune qui s'échappe entre leurs bords. L'œil gauche est sain.

Traitement. — Lavage à l'eau froide et injections, entre les paupières, d'eau de saturne.

31 *août et 1er septembre*. — Même état de l'œil droit; même traitement. L'œil gauche est légèrement humide.

2 *septembre*. — *Œil droit :* Tuméfaction des paupières diminuée; suppuration très amoindrie. — *Œil gauche :* Grande tuméfaction des paupières et suppuration abondante. Quelques points de muguet apparaissent sur la langue.

3 *septembre*. — *Œil droit :* Amélioration croissante. — *Œil gauche :* Persistance du mal dans toute son intensité. Le muguet s'étend et occupe de larges surfaces.

Le traitement a consisté uniquement pour les yeux, dans l'application, sur ces organes, de l'eau de Goulard. Le muguet a nécessité l'emploi du miel rosat.

4 *septembre*. — Même situation.

5 *septembre*. — La suppuration est tarie sur la muqueuse palpébrale et sur la conjonctive oculaire. La cornée transparente est intacte. Le muguet est confluent sur la langue; il s'étend sur la muqueuse labiale. Diarrhée. Erythème des fesses, des cuisses et des malléoles. Amaigrissement. Face grippée.

Traitement. — Eau de riz; lavements amidonnés; cataplasmes sur le ventre; collutoire au borate de soude.

6, 7, 8, 9, 10 *septembre*. — Persistance de tous les symptômes qui se rattachent au muguet; émaciation progressive. — Mort le 10, à trois heures après-midi.

Autopsie. — *Etat des yeux*. — Cornées transparentes et cornées opaques parfaitement saines; la conjonctive palpébrale est seule injectée.

Etat des autres organes. — Amaigrissement considérable. La cavité buccale, la surface de la langue, sont recouvertes de plaques nombreuses de muguet. L'estomac est sain. La muqueuse qui tapisse les intestins grêles est, dans la moitié inférieure, très rouge et ramollie en beaucoup de points. Cœcum, colon et rectum sains.

Encéphale. — Injection très prononcée de la pie-mère. Veines qui sillonnent la surface du cerveau et celles qui existent à la base du crâne très développées. Sinus du crâne remplis de sang. Substance cérébrale très injectée, mais ayant sa consistance ordinaire. Les lésions que nous signalons sur l'encéphale sont très prononcées, quoique aucun symptôme ne les ait dévoilées pendant la vie.

RÉFLEXIONS.

Malgré la faible énergie du traitement dirigé contre l'ophthalmie, nous voyons dans ce fait cette maladie, très complètement développée durant les premiers jours, arriver à la guérison, tandis que l'appareil symptomatique ordinaire du muguet s'installe dans l'organisme et révèle un désordre profond qui se termine par la mort.

Il est difficile, en face de la plupart des observations d'ophthalmie des nouveau-nés, qui ont la plus grande analogie avec celle-ci, de ne pas admettre une relation entre cette ophthalmie et le muguet. Il semble, comme nous l'avons indiqué dans les considérations qui précèdent, que ces deux maladies ont, en beaucoup de circonstances, une origine commune et une cause identique. Cette cause, nous avons cru pouvoir la rattacher aux conditions défavorables au milieu desquelles ont vécu les mères des enfants assistés ou à l'influence délétère des salles de la nourricerie.

Les faits consignés dans ce travail viennent à l'appui de cette opinion, et nous devons ajouter que tous ceux qui ont été soumis à notre examen, et que leur multiplicité ne nous a pas permis d'insérer ici, ont avec les premiers une conformité d'aspect qui permet de considérer ceux-ci comme l'expression du caractère habituel de la maladie.

A l'égard des lésions de l'encéphale qui dominent ici, celles de l'intestin étant plus ordinairement observées, elles indiquent une congestion cérébrale qui a dû précéder de quelques instants le moment de la mort. Nous attachons, du reste, une importance secondaire aux altérations anatomiques ; quoique très uniformes et presque toujours prédominantes dans l'intestin, elles servent seulement pour compléter le tableau de la maladie et indiquer les points où se sont épuisés les efforts de l'organisme.

No 4. — **Etienne FRETTE**, né le 30 novembre 1852 à l'hospice de la Maternité, exposé le même jour aux Enfants trouvés. Bonne conformation extérieure.

3 *décembre*. — Gonflement des paupières et suintement d'un liquide séreux.

4 *décembre*. — Gonflement considérable des paupières; agglutination des bords de ce voile membraneux. A l'aide de quelques efforts on entr'ouvre les paupières, il s'échappe entre leurs bords un pus jaunâtre et épais. J'apprends que la mère de l'enfant est une fille débauchée, de sorte qu'il est permis jusqu'à un certain point d'attribuer l'origine de l'ophthalmie à une affection des organes génitaux de la mère. La langue de l'enfant est rouge, et les papilles de la muqueuse sont saillantes. Le traitement de l'ophthalmie consiste seulement dans des lotions émollientes très fréquentes.

5 *décembre*. — Même état; même traitement.

6 *décembre*. — Le gonflement des paupières a diminué; les conjonctives palpébrales sont très rouges. Cornée transparente intacte. Suppuration amoindrie.

Du 6 *au* 10 *décembre*. — Suppuration presque tarie. Depuis le 4 décembre jusqu'au 10 on a employé seulement des lotions émollientes.

11 *décembre*. — La conjonctive palpébrale restant très injectée, et le pus redevenant plus abondant, on emploie le collyre au nitrate d'argent. (20 centigrammes de nitrate d'argent pour 30 grammes d'eau distillée.)

Du 11 *au* 17 *décembre*. — Sous l'influence du traitement précédent, amélioration progressive dans l'état des yeux. Quelques points de muguet apparus sur la langue le 12, sont soumis à l'action d'un collutoire au borate et disparaissent presque complètement le 17.

Du 17 *décembre au* 31. — Amélioration soutenue de l'état des yeux; suspension de l'usage du collyre. Le muguet est entièrement guéri.

Du 31 *décembre au* 3 *janvier*. — Les conjonctives redeviennent rouges, et la suppuration se manifeste encore à un certain degré.

TRAITEMENT. — Vésicatoire à la nuque; 25 centigrammes de calomel. On reprend l'usage du collyre cathérétique.

Du 3 *au* 6 *janvier*. — Amélioration.

Du 6 au 13 janvier. — Amélioration plus radicale, et guérison définitive le 14 janvier. Toutes les membranes de chaque œil sont dans
l'état normal. La santé de l'enfant est, généralement parlant, très satis-
faisante.

RÉFLEXIONS.

Les oscillations dans la marche de la maladie oculaire
doivent être signalées ; la lenteur de sa marche mérite aussi
de fixer l'attention.

Mais ce qu'il importe de remarquer surtout, c'est la coin-
cidence de la guérison avec la forme discrète du muguet.

L'ophthalmie et le muguet sont deux formes morbides
presque inséparables. Ce premier fait, au point de vue étio-
logique, a une importance considérable. Mais à l'égard du
pronostic, il est permis de subordonner l'ophthalmie au muguet, dont l'importance au point de vue de la conservation
de la vie est prépondérante.

L'ophthalmie peut être plus ou moins grave et les lésions
consécutives de l'œil plus ou moins funestes aux fonctions
de la vision. L'existence sera conservée si le muguet et
l'appareil symptomatique qui l'accompagne ordinairement
se maintiennent dans des limites d'intensité modérées.

N° 5. — **Joséphine X***, née le 5 décembre 1852, exposée le 8 à l'hospice. Bonne conformation extérieure.

9 *décembre*. — Gonflement de la paupière supérieure de l'œil gauche ; suintement de nature séreuse entre les bords palpébraux du
même côté.

Traitement. — Lotions fréquentes avec l'eau de guimauve. Recom-
mandation expresse d'empêcher le séjour du pus autour du globe de
l'œil.

10 *décembre*. — Gonflement des paupières des deux yeux. Ecoulement séro-purulent. *Même traitement.*

11 *décembre*. — Ecoulement d'un liquide franchement purulent.

12 *et* 13 *décembre*. — Même situation.

14 *décembre*. — Amélioration sensible, constituée par la disparition
du gonflement des paupières et la diminution de la sécrétion purulente.

15, 16, 17 *décembre*. — L'état stationnaire de la maladie oculaire, jusque là sans complications, nous engage à substituer à un traitement local purement émollient, un collyre cathérétique au nitrate d'argent. (Nitrate d'argent, 20 centigrammes ; eau distillée, 30 grammes.)

18 *décembre*. — Même état des yeux. Quelques points de muguet se manifestent sur la langue. (Miel rosat.)

19, 20, 21, 22, 23, 24, 25 *décembre*. — Sous l'influence du collyre au nitrate d'argent, la suppuration des muqueuses oculaires disparaît complètement. Ces muqueuses présentent encore une vive coloration. Le muguet persiste sous la forme discrète jusqu'au 24. Le 25 il a disparu entièrement.

26 *décembre*. — Un suintement purulent d'une faible intensité est observé sur l'œil droit. On insiste sur le collyre cathérétique, qui avait été négligé les jours précédents.

Du 26 décembre au 6 janvier. — Amélioration progressive et guérison définitive des yeux, toutes les membranes étant parfaitement saines.

L'enfant reste chétif pendant quelques jours ; l'allaitement naturel est substitué à l'allaitement au biberon. A la fin du mois, la santé est parfaite.

RÉFLEXIONS.

Cette observation offre avec la précédente une analogie parfaite : nous constatons dans les deux faits auxquels elles se rapportent la guérison sans lésions des organes de la vision coïncidant avec la forme discrète et peu grave du muguet.

No 6. — **Elisa BLONDOT**, née le 18 août 1851, exposée seulement le 27. Bonne conformation extérieure. Les yeux sont malades au moment de son entrée à l'hospice.

27 *août*. — La membrane muqueuse des paupières est très rouge; la cornée transparente légèrement troublée et recouverte, *en apparence*, d'une couche membraneuse grisâtre et transparente. Un pus jaunâtre et épais s'écoule entre les bords palpébraux.

TRAITEMENT. — Injections très fréquentes, entre les paupières et le globe des yeux, d'une décoction de fleurs de mauve. Instillation, matin et soir, de quelques gouttes d'une solution cathérétique de nitrate d'argent.

28 et 29 août. — Même aspect des membranes oculaires. Quelques points de muguet sur la langue.

TRAITEMENT. — Même collyre et collutoire au borax.

30, 31 août; 1er, 2, 3, 4, 5, 6 septembre. — Une amélioration survenue dans l'état des yeux, à la fin du mois, est suivie d'une réapparition des accidents concentrés surtout sur l'œil gauche. Le muguet a presque entièrement disparu le 6 septembre; mais l'aspect général de la figure et du corps indique un dépérissement prononcé.

7 septembre. — Amélioration légère de l'œil gauche constituée par l'épuisement complet de la suppuration. La muqueuse des paupières est toujours d'un rouge vif; la cornée transparente intacte dans les deux yeux. On suspend l'usage du collyre cathérétique. Gonflement de la peau qui entoure l'ombilic, avec rougeur érythémateuse. Erythème des fesses et des cuisses.

8 septembre. — Retour de la suppuration sur l'œil gauche. Le nitrate d'argent en crayon est promené sur la muqueuse des paupières, une goutte d'huile ayant préalablement été étendue sur le globe de l'œil.

9 et 10 septembre. — L'œil gauche se présente dans un état si satisfaisant, qu'il peut être considéré comme guéri. L'état général s'aggrave. Toux sèche. *Vésicatoire entre les épaules.*

11, 12, 13, 14, 15, 16, 17 septembre. — Etat des yeux complètement satisfaisant. Toux intense et persistante. Affaiblissement progressif. Vomissements fréquents.

18, 19, 20, 21, 22, 23 septembre. — Emaciation progressive. Toux.

TRAITEMENT. — Sirop de quinquina. Un vésicatoire à l'épigastre.

24 septembre. — Mort dans la journée.

AUTOPSIE. — Les parois de l'œsophage sont rouges; la muqueuse y est injectée. Estomac sain. L'intestin grêle est le siège d'une forte injection et d'une vive coloration correspondante, dans presque toute son étendue. Le lobe du poumon droit est hépatisé. Le lobe du poumon gauche ne présente que les signes ordinaires d'une conjection hypostatique.

RÉFLEXIONS.

La mort est survenue à la suite d'une pneumonie et peut être attribuée à cette maladie. Mais il faut tenir compte de l'état général déjà inquiétant le 6 septembre, après une courte apparition du muguet. La pneumonie, de même que l'entérite signalée ici, est une lésion secondaire; elle s'est développée sous l'influence des mauvaises conditions de

l'organisme que nous avons indiquées dans nos considérations générales. Dans ce cas, l'action de la maladie générale
s'est fixée plus particulièrement sur le tissu pulmonaire ;
elle s'épuise plus habituellement sur les intestins. En raison
de cette direction particulière du principe morbide sur les
poumons, nous n'avons pas eu à constater cette forme
colliquative qui accompagne habituellement le muguet et
l'érythème des membres inférieurs.

A l'appui de notre opinion sur l'importance prépondérante d'une altération grave de tout l'organisme avant le
développement des lésions secondaires, nous insistons sur
le dépérissement qui s'est manifesté le 6 septembre, avant
l'apparition de la toux et de tous les symptômes qui se
rattachent à ces lésions.

Nº 7. — **Mélanie BAEFGEN**, née le 17 octobre 1855, exposée le 18.
Bonne conformation apparente.

Dès le 19 octobre, d'après les renseignements qui m'ont été fournis,
l'inflammation oculaire s'est développée, et elle a parcouru ses phases
ordinaires jusqu'au 27 octobre. Pendant mon absence, l'ophthalmie a
été combattue, comme nous en avons l'habitude, à l'aide de lotions
émollientes très multipliées, pour empêcher le séjour du pus, et de deux
instillations par jour d'un collyre au nitrate d'argent.

28, 29 *et* 30 *octobre.* — Aucune amélioration ne s'étant manifestée
dans l'état des yeux, le collyre au nitrate d'argent est rendu plus actif.
(Nitrate d'argent cristallisé, 1 gram.; eau distillée, 30 gram.)

31 *octobre.* — Amélioration assez sensible; mais l'expression de la
figure, dont les traits sont altérés, annonce le développement d'une lésion grave des organes internes, sans manifestation locale.

1er *novembre.* — La cornée transparente de l'œil droit présente une
ulcération. L'œil gauche, au contraire, est dans un état très satisfaisant.
Même traitement.

2, 3, 4 *et* 5 *novembre.* — Ulcération de la cornée transparente plus
étendue. Hernie de l'iris à travers cette ulcération, du côté droit. Aggravation sensible de l'état général. Quoiqu'il n'existe ni diarrhée ni
muguet, malgré l'absence de tous symptômes se rattachant aux organes thoraciques, l'altération croissante des traits, l'amaigrissement,
annoncent une maladie latente et laissent prévoir une fin prochaine.

6 *et* 7 *novembre.* — Même situation.

8 *novembre.* — Mort à huit heures, le matin.

Autopsie. — Teinte rouge très générale et très prononcée de la muqueuse qui tapisse l'estomac et l'intestin grêle. Les lobes inférieurs des deux poumons sont hépatisés. Cette modification de texture très prononcée occupe plus de la moitié de l'organe. L'œil droit est flasque, à moitié vide ; l'ulcération de la cornée assez considérable.

RÉFLEXIONS.

Cette observation a trouvé sa place ici, en raison de la lésion grave de l'œil droit. Quoique les lésions de même nature soient assez rares dans notre salle d'enfants, cependant elles se manifestent assez souvent pour nous permettre d'étudier les conditions ordinaires de leur développement. Presque toujours elles sont constatées chez les enfants où l'affection est accompagnée de complications graves qui entraînent la mort ; ainsi, nous pourrions à peine citer deux faits relatifs à des enfants qui aient survécu avec des altérations graves de la vision.

D'autre part, il nous a été possible, dans la plupart des cas de cette nature, de signaler l'existence de la syphilis chez l'enfant, ou de retrouver l'origine de cette maladie chez la mère au moins atteinte, dans les cas douteux, d'une blennorrhagie vaginale.

Nous devons remarquer encore, dans cette observation, la lésion pulmonaire qui a entraîné la mort. La pneumonie, chez les enfants qui en sont atteints quelques jours après la naissance, est souvent *latente ;* mais, de plus, elle accompagne assez fréquemment l'ophthalmie purulente : elle est, après la diarrhée et l'entérite, la forme la plus ordinaire des complications de l'ophthalmie.

No 8.—**Anne B...**, née le 4 juin 1853, exposée le 6. Soumise à notre examen le 8 juin, nous constatons des proportions normales. Rougeurs érythémateuses autour des organes génitaux.

9 *juin*. — Coloration de l'érythème moins vive. Muqueuse de l'œil droit rouge ; gonflement des paupières.

10 *juin*. — Coloration de la muqueuse palpébrale et oculaire extrêmement vive. Un liquide grisâtre, qui semble composé de pus et d'albumine, recouvre la conjonctive oculaire et la cornée, et semble adhérer avec ces membranes. L'œil gauche sain. Erythème des parties génitales persistant.

TRAITEMENT. — Lotions fréquentes avec un liquide émollient, pour nettoyer les surfaces malades. Instillation, deux fois par jour, d'un collyre au nitrate d'argent.

11 *juin*. — La muqueuse oculaire est moins rouge. La cornée transparente, dépouillée du produit membraneux observé la veille, est intacte. *Même traitement.*

12 *et* 13 *juin*. — Amélioration sensible de l'état de l'œil droit. Membranes de l'œil gauche rouges. Sécrétion séro-purulente de ces membranes. La peau des fesses, le pourtour de l'anus et des parties génitales sont le siège d'une inflammation intense qui se traduit par une teinte rouge uniforme.

14 *juin*. — Dans la nuit du 13 au 14, diarrhée très abondante. Amélioration de l'aspect des yeux. Traits tirés, joues affaissées (signes ordinaires d'une atteinte profonde de l'organisme). *Même traitement local. Lavements amidonnés, cataplasme abdominal, eau de riz.*

15 *et* 16 *juin*. — Vomissements bilieux. Diarrhée. L'érythème des fesses étendu aux cuisses ; excoriation de la peau des malléoles. Membranes oculaires intactes, mais sèches.

17 *et* 18 *juin*. — Quelques points de muguet sur la langue et sur la muqueuse palatine. Vomissements ; diarrhée.

19 *et* 20 *juin*. — Extension du muguet. Affaiblissement général ; déglutition difficile.

21 *et* 22 *juin*. — Disparition du muguet sur quelques points de la muqueuse, qui reste parcheminée et vivement colorée.

Du 22 *au* 28 *juin*.—Affaiblissement progressif. Occlusion complète des paupières sans écoulement purulent ; déglutition impossible. Mort le 28.

AUTOPSIE. — *Œil gauche*. — Opacité complète de la cornée, qui a dû survenir durant les huit derniers jours, les yeux n'ayant pas été examinés pendant cette dernière période de la maladie, l'enfant nous paraissant voué à une mort certaine. Les sinus du crâne, les veines du cerveau, sont très développés et pleins de sang ; la substance cérébrale a sa consistance ordinaire, mais elle est fortement injectée. Intestins grêles enflammés sur une grande étendue ; ramollissement de la muqueuse intestinale en certains points. Le pharynx et l'œsophage présentent une teinte foncée, et çà et là quelques points de muguet.

RÉFLEXIONS.

Cette observation est rapprochée de la précédente, en raison de la lésion de la cornée. Cette lésion est survenue pendant les derniers jours de la maladie, car l'œil droit était intact le 20 juin. La sécheresse des membranes oculaires était de nature, cependant, à nous inspirer de l'inquiétude sur les conséquences locales de la maladie ; mais la situation générale de l'organisme, gravement altéré, a dû absorber toute notre attention.

La diarrhée, les vomissements, l'érythème des parties inférieures, le muguet, se sont manifestés avec une intensité considérable. Ce cortège ordinaire de la maladie devait nous faire prévoir une fin funeste, d'autant plus que chacun de ces symptômes était fortement accentué.

L'érythème des parties génitales observé dès le premier jour de la maladie, l'intensité de la coloration de la peau, nous disposent à attribuer l'ophthalmie, dans ce cas, à une infection syphilitique transmise localement et constitutionnellement par la mère de l'enfant.

Nº 9. — **Marie HENRI**, née le 23 octobre 1855, exposée le 24. Conformation normale.

25 *octobre*. — Muqueuses palpébrales rouges.

26 *octobre*. — Gonflement des paupières, vive coloration de la muqueuse qui tapisse ce voile membraneux. Ecoulement séro-purulent.

TRAITEMENT. — Injections avec de l'eau froide très fréquentes. Instillation d'un collyre cathérétique au nitrate d'argent, deux fois dans la journée.

27, 28, 29 *octobre*. — L'écoulement, d'abord séro-purulent, est devenu franchement purulent. Pendant trois jours la situation reste la même ; le 29 on substitue au collyre cathérétique une solution caustique appliquée à l'aide d'un pinceau sur les muqueuses des paupières.

30, 31 *octobre*. — Amélioration légère consistant dans la réduction de l'écoulement purulent.

1ᵉʳ *et* 2 *novembre.* — L'amélioration augmente sous l'influence des applications caustiques.

3, 4, 5 *novembre.* — La suppuration est tarie complètement; toutes les membranes de l'œil sont parfaitement saines. Les forces de l'enfant diminuent; altération des traits; amaigrissement sans troubles apparents des fonctions digestives ou respiratoires.

6 *novembre.* — Diarrhée verdâtre abondante.

TRAITEMENT. — Cataplasme abdominal; lavement amidonné; eau de riz.

7 *novembre.* — Même état.

8, 9, 10 *novembre.* — Diminution sensible de la diarrhée. Emaciation progressive. Quelques points de muguet sur la langue.

11, 12 *novembre.* — Le muguet s'est étendu un peu. Diarrhée persistante, avec des alternatives en plus ou en moins.

13, 14 *novembre.* — Vomissements. Le muguet tend à disparaître. L'œil gauche, qui paraissait entièrement guéri, redevient le siège d'une sécrétion séro-purulente. Ecoulement séro-purulent des oreilles.

Du 14 *au* 29 *novembre.* — A travers des alternatives de diarrhée, de vomissements accompagnés de quelques modifications variables dans l'état des yeux et des oreilles, le dépérissement augmente chaque jour. Mort le 29.

AUTOPSIE. — Les membranes oculaires très saines. La muqueuse qui tapisse les parois de l'estomac est très rouge; les traces de l'inflammation existent sur une étendue considérable. Les intestins grêles sont exempts de toute lésion, mais les vaisseaux du mésentère sont injectés.

RÉFLEXIONS.

Malgré l'existence de la diarrhée, les intestins n'ont présenté aucune altération sérieuse; l'effet de la maladie s'est épuisé sur l'estomac. Il importe de remarquer le dépérissement qui est survenu avant l'apparition du trouble des voies digestives annonçant une grave atteinte portée à l'organisme, dont les souffrances précèdent quelquefois, dans cette maladie, les perturbations fonctionnelles locales et les lésions des organes.

Mais en dehors de cette circonstance, qui devait être signalée, nous voyons l'ophthalmie accompagnée, dans ce cas, de son cortège ordinaire de symptômes: *diarrhée, muguet,* etc., etc.

Nº 10. — **Marie GABRIELLE**, née le 28 mai 1854, fille d'une femme atteinte de syphilis, cette maladie ayant été traitée et guérie à l'infirmerie des vénériennes pendant la grossesse.

31 *mai*. — Des taches rouges se manifestent autour des grandes lèvres et à la partie supérieure des cuisses.

1er *juin*. — Extension de l'érythème des cuisses. Paupières agglutinées le matin. Dans la journée, écoulement interpalpébral séro-purulent.

TRAITEMENT. — Collyre cathérétique au nitrate d'argent.

2 *juin*. — Conjonctive des paupières très rouge ; la sécrétion de cette membrane a les caractères du pus. *Même traitement.*

3, 4 *juin*. — La sécrétion purulente diminue. Quelques points de muguet sur la langue. Diarrhée verte.

5, 6 *juin*. — Extension du muguet. Diarrhée abondante. Erythème des fesses. La sécrétion purulente des yeux a disparu complètement.

TRAITEMENT. — Collutoire au borax contre le muguet. Lavements amidonnés. Cataplasme abdominal.

Du 6 au 10 juin. — Persistance de la diarrhée et du muguet. Affaiblissement progressif. Mort le 10.

AUTOPSIE. — La conjonctive et la cornée transparente sont dans un état d'intégrité parfaite. Les intestins grêles, sur une grande partie de leur étendue, sont fortement injectés extérieurement. Intérieurement la membrane muqueuse est rouge, ramollie et tachetée, sur une étendue assez considérable, de petits points blancs qui ressemblent à des tubercules milliaires, mais qui sont plus vraisemblablement des taches de muguet. Ces petites taches sont très adhérentes à la muqueuse, et on ne les détache pas sans enlever les points correspondants de la membrane ramollie. L'estomac renferme un liquide noirâtre, qui ressemble à une décoction de café avec le marc ; ce liquide est probablement un reste d'exhalation sanguine dont une partie a été absorbée. Les poumons et le cœur sont exempts de lésions. Le cerveau est fortement injecté dans toute sa substance, qui a une consistance normale.

RÉFLEXIONS.

Malgré les antécédents syphilitiques de la mère de cet enfant, nous ne constatons aucune trace de cette maladie chez ce dernier. Cette circonstance est expliquée par le traitement employé et la conséquence de ce traitement qui a amené la guérison des lésions extérieures de l'affection.

L'absence du virus syphilitique dans le produit des sécrétions vaginales donne la raison de la bénignité de l'ophthalmie; mais cette ophthalmie elle-même et les phénomènes de colliquation, le muguet, etc., etc., qui sont survenus consécutivement, doivent être attribués à l'influence éloignée de la syphilis, dont l'effet constant est la débilitation de l'enfant conçu et développé au milieu des conditions qui se rattachent à la maladie vénérienne.

Cette observation, envisagée dans son ensemble symptomatique et avec les lésions anatomiques signalées pendant l'autopsie, ressemble à la plupart de celles que nous avons relevées lorsque celles-ci se rapportent aux faits où la mort a été constatée.

Lorsque la guérison est obtenue, les symptômes du muguet, la diarrhée, les vomissements, l'érythème se présentent aussi, mais avec une intensité très modérée et une courte durée.

Nous pourrions multiplier les exemples et donner à ce travail une étendue beaucoup plus considérable; mais, en consignant ici quelques résultats de notre expérience, nous avons voulu seulement exposer aux yeux du lecteur un nombre de faits suffisants pour indiquer la marche de la maladie et faire ressortir son caractère.

Les observations d'ophthalmie se multiplient sous nos yeux avec un aspect entièrement conforme à celui que cette maladie présente dans celles que nous avons transcrites ici. Nous espérons, en raison de l'analogie qui existe entre les faits qui sont développés dans ce mémoire et ceux qui n'ont pu y trouver place, que les éléments de notre étude suffiront pour attirer l'attention sur la gravité des désordres et des lésions qui accompagnent ordinairement l'ophthalmie des nouveau-nés.

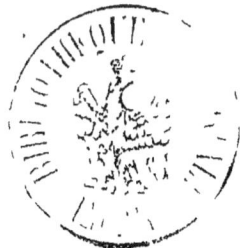